CONSIDÉRATIONS GÉNÉRALES

SUR

L'ACCOUCHEMENT PAR LA FACE,

SOIT SPONTANÉ, SOIT ARTIFICIEL,

SUIVIES DE CINQ OBSERVATIONS PRATIQUES,

Par G. FOURQUET,

Docteur en Médecine de la Faculté de Montpellier, membre résidant de la Société nationale de Médecine, Chirurgie et Pharmacie de Toulouse, membre du Comité central de Vaccine du département de la Haute-Garonne, ancien médecin titulaire des Dispensaires, médecin honoraire de ces établissements de charité et de bienfaisance, ancien prosecteur de l'Ecole de Médecine de Toulouse, ancien chirurgien interne de l'Hôtel-Dieu, ancien médecin suppléant des épidémies du département, membre correspondant des Sociétés nationales de Médecine de Bordeaux, Lyon, Marseille, Montpellier, Paris, et de l'Académie de Médecine et Chirurgie de Barcelonne.

TOULOUSE,

IMPRIMERIE DE PH. MONTAUBIN,

Petite rue Saint-Rome, 1.

1852.

CONSIDÉRATIONS GÉNÉRALES

SUR

L'ACCOUCHEMENT PAR LA FACE,

SOIT SPONTANÉ, SOIT ARTIFICIEL,

SUIVIES DE CINQ OBSERVATIONS PRATIQUES,

Par G. FOURQUET,

Docteur en Médecine de la Faculté de Montpellier, membre résidant de la Société
nationale de Médecine, Chirurgie et Pharmacie de Toulouse, membre du Comité
central de Vaccine du département de la Haute-Garonne, ancien médecin
titulaire des Dispensaires, médecin honoraire de ces établissements de
charité et de bienfaisance, ancien prosecteur de l'Ecole de Médecine de Toulouse, ancien chirurgien interne de l'Hôtel-Dieu,
ancien médecin suppléant des épidémies du département,
membre correspondant des Sociétés nationales de
Médecine de Bordeaux, Lyon, Marseille, Montpellier, Paris, et de l'Académie de Médecine et Chirurgie de Barcelonne.

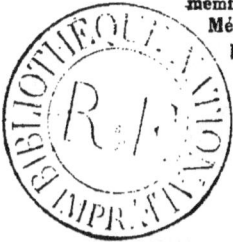

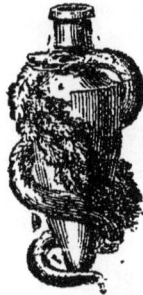

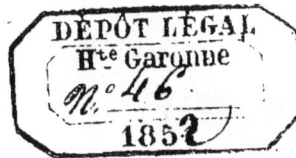

TOULOUSE,

IMPRIMERIE DE Ph. MONTAUBIN,

Petite rue Saint-Rome, 1.

—

1852.

A MES ANCIENS MAITRES,

A MES CONFRÈRES,

HOMMAGE.

G. FOURQUET.

CONSIDÉRATIONS GÉNÉRALES

SUR

L'ACCOUCHEMENT PAR LA FACE,

SOIT SPONTANÉ, SOIT ARTIFICIEL,

Suivies de cinq Observations pratiques.

PAR LE DOCTEUR FOURQUET. *

L'accouchement par la face a été considéré d'une manière différente à diverses époques de l'art obstétrical. Pour les accoucheurs les plus anciens, c'était toujours un accouchement contre nature. Cependant, en 1682, P. Portal avait déjà observé que cet accouchement se terminait le plus souvent sans le secours de l'art, il l'avait même confirmé dans ses ouvrages. En 1775, Deleurye avait déclaré, dans son *Traité d'Accouchements*, *que celui par la face se faisait très-naturellement et sans secours.* Mais les assertions de ces praticiens furent sans écho et sans crédit, au milieu de l'opinion contraire généralement adoptée. Plus tard, des accoucheurs judicieux et distingués dans la science, reproduisirent les opinions de P. Portal et de Deleurye, et parvinrent, par leurs écrits et les faits observés par eux, à fixer l'attention des praticiens. En Allemagne, Boër avait admis les idées de ces deux chirurgiens, et de Zeller, son compatriote, et vers 1812, il avait très-bien décrit le mécanisme de l'accouchement spontané par la face. En France, Mme Lachapelle publia, en 1821, des observations et des doctrines très-remarquables en faveur de cet accouchement, elle poussa son enthousiasme et sans doute sa conviction au point d'affirmer que, *dans des circonstances semblables, l'accouchement dont l'enfant offrira la face, sera au moins aussi facile que celui où l'enfant offrira le vertex* (t. 1, page 393, année 1825, par M. Dugès).

Malgré tout cela, les accoucheurs ses contemporains ne partagèrent point tous sa manière de voir. Gardien continua à rap-

---

* Ce travail a été communiqué, avec moins d'étendue, à la Société de Médecine de Toulouse, dans la séance du 1er avril 1851.

porter la présentation de la face à la classe particulière qu'il avait créée et désignée sous le nom d'accouchements *mixtes*, c'est-à-dire appartenant à la fois à l'accouchement contre nature et à l'accouchement naturel. Dans la deuxième édition de son ouvrage, en 1816, il écrivait : *si les accouchements où le front vient s'offrir à l'entrée du bassin peuvent quelquefois se faire par les seuls efforts de la mère, ceux où la face se présente sont presque toujours contre nature. Ils ne peuvent se faire seuls qu'autant que la tête est très-petite et le bassin très-large. Si ces enfants n'ont pas encore perdu la vie, ils sont sur le point de la perdre.* Mais dans l'édition de 1826, cet auteur recommandable reconnaît, d'après l'observation, que dans les positions *mento-iliaques*, l'accouchement peut, dans le plus grand nombre des cas, se terminer par les seules forces de la nature, sans aucun inconvénient.

Baudelocque en France, et Stein en Allemagne, avaient déjà professé les idées publiées par Gardien, en 1816.

Capuron et Flamant, accoucheurs aussi distingués par leur pratique que par leurs écrits, appartenant l'un à l'Ecole de Paris, et l'autre à celle de Strasbourg, ont soutenu avec persévérance les doctrines anciennes.

Aujourd'hui les auteurs les plus classiques, comme les praticiens les plus estimés, pensent que, dans les *conditions normales* de la part de la tête de l'enfant et du côté du bassin de la mère, l'accouchement par la face peut se terminer *spontanément* dans le plus grand nombre des cas.

Cette divergence d'opinions provenait de ce que le mécanisme de l'accouchement *par la face* n'avait pas été bien étudié, ou du moins bien compris. On n'était pas même bien d'accord sur l'acception du mot. Certains entendaient seulement par accouchement par la face, celui où le diamètre facial de la tête (mento-frontal ou mento-occipital pour quelques-uns) se présentait parallèlement à un des diamètres de l'entrée du bassin. Mme Lachapelle en a donné la définition suivante, qui paraît avoir été généralement adoptée : « On doit comprendre sous la dénomination d'accouchement par la face, toutes les positions dans lesquelles le fœtus présente à l'orifice de la matrice et à la circonférence du bassin, quelqu'une des parties comprises entre la fontanelle antérieure et le larynx, et entre l'oreille d'un côté et celle du côté opposé. » Elle embrasse donc les présentions du *front*, des *joues*, du *menton*, admises par quelques auteurs, et qui ne sont que des *variétés inclinées* de la présentation de la face. Celle-ci elle-même, soit dit en passant, ne semble être que le résultat des déviations de la présention du sommet.

Positions. — Le nombre des positions admises par les auteurs a présenté aussi des différences; certains en ont établi six, comme pour le vertex. Une étude plus approfondie du mécanisme de ce genre d'accouchement, les a fait réduire à quatre *primitives*, distinguées en latérales droites et gauches, et désignées sous les noms de mento-iliaques antérieures ou postérieures, deux pour chaque côté du bassin. Des accoucheurs ont admis aussi des positions transversales, mais elles peuvent être confondues avec les obliques, ou diagonales. Les positions mento-pubienne et mento-sacrée primitives, ne sont pas absolument impossibles, mais elles sont et doivent être extrêmement rares dans l'accouchement à terme. Supposant qu'elles existassent au commencement du travail, la disposition des parties qui se correspondraient du côté du bassin et du côté de la tête, sont telles qu'elles se convertiraient dans les conditions normales, en positions *diagonales*, ou *obliques*, du détroit supérieur.

D'après les uns, ce sont les positions mento-postérieures droites ou gauches (*positions obliques*), qui sont les plus fréquentes; d'après les autres, ce sont les mento-transversales. Cette dissidence pourrait dépendre de l'époque ou temps du travail où l'examen a été fait, puisque dans le mécanisme de l'expulsion spontanée, les positions se convertissent souvent les unes en les autres. Si, comme tout semble l'indiquer, les positions de la face ne sont que des déviations de celles du sommet, les positions mento-postérieures *primitives* doivent être les plus fréquentes.

Comme dans le genre d'accouchement qui nous occupe, le menton est le point de *mire*, la partie dont les mouvements doivent être le mieux observés; qu'il est ici ce qu'est l'occiput dans la présentation du sommet, il est plus rationnel de désigner les positions de la face d'après les rapports du menton avec les différentes régions du bassin, que de se servir du front pour caractériser ces diverses positions, comme l'ont fait quelques auteurs.

Fréquence. — La présentation dont il s'agit n'est pas fréquente. Sur 20,517 accouchements observés à la Maternité de Paris, Mme Boivin l'a vue 74 fois; sur 22,243 accouchements, Mme Lachapelle l'a rencontrée 103 fois, dans le même établissement. D'autres auteurs l'ont observée dans des proportions moindres, et quelques-uns dans des rapports plus considérables. Elle s'est offerte 5 fois dans ma pratique. Il est des accoucheurs occupés et expérimentés qui ne l'ont jamais rencontrée d'une manière *franche*.

Causes. — La cause de ce genre de présentation est encore inconnue. Elle a été attribuée communément aux diverses obliquités de l'utérus. Gardien l'a rapportée à un renversement *primitif* de la tête de l'enfant, à un état d'obliquité de l'axe du fœtus relativement à l'axe de la matrice, renversement et obliquité qui seraient favorisés par une grande quantité d'*Eau de L'amnios.* M. Paul Dubois a émis le même sentiment. Cette opinion, qui paraît la plus rationnelle, est aussi celle qui jouit de la plus grande faveur parmi les hommes spéciaux, quoiqu'elle ne soit pas à l'abri de toute objection.

Mécanisme. — La connaissance du mécanisme de toute fonction naturelle est à la fois satisfaisante et avantageuse pour le médecin. Elle est importante surtout dans la pratique des accouchements ; car lorsque l'intervention de l'art est nécessaire, le chirurgien doit toujours chercher à imiter le travail de la nature. C'est vraisemblablement pour n'avoir pas suffisamment étudié et bien saisi le mécanisme de l'accouchement, la face se présentant la première, qu'il y a eu tant de divergence parmi les accoucheurs sur la possibilité ou l'impossibilité de son exécution par les seuls efforts de la nature, et sur les indications à remplir.

Au premier abord, beaucoup d'accoucheurs ont pensé que, dans la présentation de la face, la tête offrait à la filière du bassin, des diamètres dont les dimensions ne permettaient pas l'expulsion naturelle du produit. On n'a pas fait attention que la nature a combiné les mouvements de l'ovoïde, représenté par la face, de manière que la longueur des diamètres de la tête soit moindre que celle des diamètres du bassin, qui doivent leur livrer passage. Pour que les rapports favorables s'établissent entre la tête et le bassin, la nature semble avoir voulu que l'extrémité céphalique exécute *ordinairement* cinq mouvements dans la présentation *franche* : 1º un mouvement d'extension plus prononcé sur le détroit supérieur ; 2º un mouvement d'engagement, de descente et d'un commencement de rotation ; 3º un mouvement d'inflexion latérale du cou et de rotation complète en avant, en vertu duquel le menton est porté au-dessous de l'arcade pubienne ; 4° un mouvement de *dégagement* ou de *flexion* au-dessous de la symphyse du pubis ; 5° un mouvement de *rotation extérieure* qui ramène la face, dans le sens où elle s'était engagée dans le détroit supérieur. On se ferait une idée inexacte de ces mouvements, qui correspondent à autant de temps du travail, si on croyait qu'ils sont tous distincts les uns des autres ; la plupart sont combinés entr'eux. A la faveur des mouvements qui se passent dans l'intérieur du bassin, la tête, quelle que soit la position de la face, éprouve en général une rotation en vertu de laquelle le menton va se placer derrière et sous la symphyse du pubis. Quelquefois, et peut-être le plus souvent, ce mouvement de rotation ne s'opère qu'au fond de l'excavation pelvienne. Il est inutile de dire que l'étendue de ce mouvement varie suivant la position primitive du menton, qui joue ici le rôle de l'occiput, dans l'accouchement par le sommet. Tous ces mouvements sont favorisés par les divers plans inclinés osseux, musculeux et fibreux du canal pelvien.

Il résulte de leur succession et de leur combinaison :

1° Que, dans les positions diagonales, la face s'engage au détroit supérieur en offrant les diamètres mento-bregmatique ou labio-sus-bregmatique, qui ont de 10 à 11 centimètres (3 pouces à 3 pouces 3/4), à un des diamètres obliques de ce détroit, qui mesure environ 12 centimètres (4 pouces 1/2) ;

2° Qu'elle se dégage du détroit inférieur en présentant successivement au diamètre cocci-pubien, qui a ou peut acquérir de 11 à 13 centimètres (4 pouces à 4 pouces 3/4) les diamètres submento ou trachelo-frontal, trachelo-bregmatique et trachelo-occipital, qui mesurent le premier 9 centimètres 1/2 (3 pouces 1,2), le deuxième 10 centimètres (3 pouces 3/4), et le troisième 11 centimètres (4 pouces) ;

3° Que le diamètre mento-occipital, qui a de 13 centimètres 1/2 à 14 centimètres 1/4 (5 pouces à 5 pouces 1/4), se trouve toujours plus ou moins incliné sur les divers diamètres du bassin.

Le mouvement de rotation en avant ne s'exécute pas toujours, ce qui occasionne le plus souvent alors des difficultés où l'art est obligé d'intervenir. Quelquefois même ce mouvement a lieu dans un sens opposé, de sorte que le menton se porte dans la concavité du sacrum. Cette anomalie rend en général l'accouchement spontané impossible, d'après les auteurs, et expose le fœtus et la mère à des accidents graves, malgré une intervention méthodique.

En France, c'est à Mme Lachapelle qu'on doit la première description bien détaillée et bien raisonnée de l'accouchement par la face.

Il est évident qu'il n'y aurait que l'empyrique proprement dit, celui qui n'aimerait à se rendre raison ni de ce qu'il voit, ni de ce qu'il doit faire, pas même de ce qu'il fait, il est évident, dis-je, qu'il n'y aurait que l'*empyrique seul* qui pût être indifférent à la connaissance théorique du mécanisme de l'accouchement qui nous occupe. Pour ce qui me concerne, ce sont les difficultés rencontrées dans ma pratique qui m'ont porté à en faire une étude spéciale.

Diagnostic. — Le diagnostic *pratique* en est difficile. Mais les difficultés varient suivant le temps du travail. Il est toujours embarrassant pour le jeune praticien.

Dans le premier temps de la parturition, lorsque la tête est encore au-dessus du détroit abdominal, si l'orifice utérin est peu ouvert, ou bien si les membranes sont tendues et forment une poche plus ou moins forte, la reconnaissance de la face est le plus souvent impossible.

A une période plus avancée, dans le temps d'engagement de la tête dans le détroit, immédiatement après la rupture des membranes, l'orifice de la matrice étant assez ouvert et dilatable, et lorsque les contractions sont régulières, le diagnostic est assez facile, si on fait un examen attentif. Dans ce cas, les saillies et les enfoncements de la face présentent encore leurs formes et leurs rapports normaux *assez reconnaissables*.

Lorsque la tête est descendue dans l'excavation du bassin, qu'elle y a séjourné pendant plusieurs heures, que les eaux ont été évacuées depuis longtemps, que les contractions utérines ont été fortes et que la rétraction de la matrice est considérable, le diagnostic est bien difficile le plus ordinairement. Alors les parties correspondant au vide de la cavité pelvienne sont fortement engorgées, et par suite déformées. Elles sont souvent *méconnaissables*. Un pareil état de choses peut exister, lorsque la tête est encore sur le détroit abdominal, si l'engagement est difficile ou impossible. Les joues bien tuméfiées peuvent être prises pour les fesses, et le nez profondément enfoncé dans l'intervalle qui les sépare est peu sensible au toucher. Les lèvres grosses, plissées, et leurs commissures rapprochées donnent quelquefois à l'ouverture de la bouche une disposition irrégulière, quelquefois *inverse* de l'état normal, de manière à simuler l'ouverture anale et les parties sexuelles. Le gonflement de toutes ces parties est cause que parfois les arcades alvéolaires et la langue elle-même sont peu accessibles au doigt explorateur. Les bords des paupières et des lèvres tuméfiés et renversés, ont été pris pour des anses du cordon ombilical. Ce tableau est tracé d'après mon observation particulière. Il ne paraîtra pas, sans doute, trop chargé, puisqu'on le trouve à peu près avec les mêmes caractères dans les auteurs classiques et expérimentés. Les méprises auxquelles il peut donner lieu ne paraîtront pas non plus exagérées, car les erreurs ont été commises, non-seulement par des accoucheuses et des accoucheurs *vulgaires*, mais encore par des praticiens bien distingués, et même par des maîtres de l'art.

L'issue d'une certaine quantité de *méconium* n'est pas elle-même un signe différentiel suffisamment caractéristique. Lorsque l'enfant est mort surtout, du méconium peut s'échapper de l'anus dans toute autre présentation que celle du siége. Du reste, les derniers liquides expulsés de la cavité de L'amnios, ont quelquefois une consistance, une couleur et une odeur telles, qu'elles peuvent facilement être prises pour du *méconium*.

Pronostic. — Il résulte de ce qui a été exposé dans les chapitres précédents, que le jugement porté par les auteurs sur l'accouchement par la face considéré en général, a présenté des différences bien remarquables, suivant les doctrines dominantes ou suivant l'opinion particulière de chacun d'eux. Avant la fin du dix-septième siècle, avant P. Portal (1682), il était universellement admis que cet accouchement était contre nature. Depuis cette époque jusqu'à Mᵐᵉ Lachapelle (1821), les professeurs et les praticiens en général, du moins en France, continuèrent à regarder les accouchements par la face comme des cas exceptionnels. Dans mon opinion, j'oserais dire que l'ancienne accoucheuse en chef de la Maternité de Paris, a accordé trop de faveur à ce genre d'accouchement, en *affirmant* que, *dans des circonstances semblables*, il sera *au moins* aussi facile que celui par le sommet.

Aujourd'hui, on pense généralement que, dans les *conditions normales* de la part de la tête de l'enfant et du côté du bassin de la mère, l'accouchement par la face peut se terminer spontanément, dans le plus grand nombre des cas. Toutefois, les auteurs et les praticiens qui ont su apprécier avec impartialité les avantages et les inconvénients de la présentation du sommet et de celle de la face, ont reconnu que pour la mère, et pour l'enfant surtout, il y avait plus de difficultés, plus de danger même, dans la première présentation que dans la seconde. Du reste, la présentation de la face *franche*, *en plein*, est plus favorable que les présentations *inclinées*, les positions mento-antérieures que les mento-postérieures. D'après Gardien, Stolz et M. Cazeaux, la variété frontale offrirait plus d'avantages. Elle ne m'a pas paru défavorable. Les variétés peuvent, par les seuls progrès du travail, se convertir, et se convertissent le plus souvent en présentation *franche*. On a vu aussi la présentation de la face, la variété frontale surtout, se convertir en présentation du sommet.

Les inconvénients, les dangers même relatifs à la mère, dépendent de la lenteur du travail, des efforts plus considérables auxquels elle doit se livrer, des compressions et distensions plus fortes qu'elle a à subir, des déchirures éprouvées par les parties molles, alors même que la nature se suffit; des difficultés plus grandes, si l'art doit intervenir, et de ce que l'intervention est plus souvent nécessaire.

Les dangers qui concernent l'enfant proviennent de la compression générale prolongée de tout le corps, de la pression *particulière* supportée par les vaisseaux sanguins du cou, ce qui l'expose à périr d'apoplexie, des tiraillements plus ou moins violents de la portion cervicale de la moëlle épinière, des difficultés plus grandes à employer le forceps, et de la torsion trop étendue à laquelle le cou est soumis dans certaines manœuvres, trop souvent nécessaires pour extraire la tête. La tuméfaction souvent énorme de toutes les parties de la face, de la langue elle-même, et leur couleur livide, qui effraient les assistants et les praticiens inexpérimentés eux-mêmes, n'offrent pas de dangers réels et se dissipent ordinairement en 3 ou 4 jours.

Indications à remplir. — Il est bon de les distinguer : 1° en celles qui se rapportent aux conditions normales de la présentation de la face, 2° en celles relatives aux anomalies ou aux accidents qui peuvent la compliquer.

Dans le premier cas (*conditions normales*), il se présente trois indications : 1o laisser aller la nature, la favoriser même autant que possible ; 2o redresser, rectifier la présentation, en présentation du sommet ; 3o opérer la version par les pieds.

Depuis Mme Lachapelle, on a généralement adopté la première indication.

Avant Baudelocque, depuis ce professeur célèbre, et pendant tout le temps où on a eu de la prévention contre l'accouchement par la face, on s'empressait de s'opposer à sa marche, en repoussant la tête, en la *refoulant*, et en cherchant à rectifier cette présentation vicieuse. Si on ne pouvait pas la convertir en position du sommet, on opérait la version pelvienne.

Les partisans de l'accouchement spontané blâment les tentatives de redressement de la tête, parce qu'ils leur attribuent des retards dans le travail, des dérangements nuisibles dans le mécanisme ordinaire, et souvent, si elles sont poussées trop loin, des accidents plus ou moins fâcheux, qui ont été considérés à tort, selon eux, comme inséparables de ce genre d'accouchement : enfin, ils déclarent que le plus souvent ces tentatives sont infructueuses, parce que la présention peut se reproduire aussitôt que la tête est abandonnée à elle-même, ou bien parce qu'il aura été impossible d'en opérer le redressement.

Ils n'admettent la version par les pieds que dans les cas où il se présente quelque accident ou quelque anomalie grave.

Toutes les fois donc que les circonstances sont ou paraissent être normales, la grande majorité des auteurs et praticiens contemporains est d'avis de livrer le travail à la nature aussi bien dans les positions mento-postérieures que dans les antérieures.

L'expérience m'a appris une fois que le redressement de la tête est possible, lorsque cette partie n'est pas engagée dans l'excavation pelvienne, que les parties sont encore assez humectées, que les contractions et la rétraction de la matrice ne sont pas bien fortes. Elle m'a appris également que les tentatives de cette manœuvre, lorsqu'elles sont pratiquées avec prudence, ne produisent pas les effets fâcheux qu'on leur a récemment attribués, alors même qu'elles ont été opérées, non-seulement avec la main, mais encore avec le levier français ou avec une des branches du forceps. Dans la première observation, elles ont été infructueuses. Dans mon opinion, elles doivent être pratiquées toutes les fois que les circonstances paraissent favorables à leur succès, surtout dans les positions *mento-postérieu-res primitives*. Mais elles devront être exécutées avec beaucoup de ménagements. Si dans les positions mento-postérieures pri-mitives, le redressement de la tête n'est pas possible, il faut chercher à tourner le menton dans le sens des positions trans-versales d'abord, et des positions antérieures ensuite, et toujours d'une manière lente, afin de ne pas faire éprouver au *cou* une torsion trop brusque et trop considérable. Ces conversions seront moins difficiles et moins dangereuses au commencement du tra-vail; alors, le tronc généralement moins comprimé par les con-tractions utérines, pourra suivre le mouvement communiqué à la tête. Cependant l'observation a appris, de tous les temps, que les conversions, soit des présentations, soit des positions, même dans les conditions en apparence favorables, sont difficiles et bien souvent inefficaces. La nature semble vouloir persister dans la direction dans laquelle elle a commencé son travail. Cela doit être connu du jeune praticien, afin qu'il ne s'obstine pas lui-même à lutter trop longtemps et avec trop d'efforts contre un adversaire opiniâtre et puissant; et si, dans quelques cas, un *coup de doigt*, comme le disent certains praticiens, a paru suffire pour rétablir l'état le plus normal, c'est que tout était favorable-ment disposé de la part de la nature, pour arriver à cet heureux résultat.

Indications et procédés opératoires dans les cas d'anomalies ou d'accidents. — Je considère comme anomalies de la présen-tation de la face, les *inclinaisons* peu prononcées de la présen-tation *franche* ou en *plein*, et les irrégularités dans les mou-vements qu'elle exécute ordinairement dans l'accouchement spontané.

Les accidents capables de venir compliquer cette espèce de parturition, et d'exiger une *intervention* plus ou moins prompte, sont les mêmes que dans les autres présentations.

Dans les anomalies proprement dites, l'art ne doit s'empresser d'intervenir qu'autant qu'on aurait à redouter des inconvénients graves, immédiats ou consécutifs, pour la mère ou pour l'en-fant. Dans les autres cas, on laissera agir la nature, qui pourra se suffire par les effets seuls du progrès du travail.

Pour remédier aux anomalies dangereuses et persévérantes, ainsi qu'aux accidents qui réclament une prompte délivrance, l'art possède quatre moyens : 1º la version céphalique, 2º la version podalique, 3° le forceps, 4° la craniotomie ou cranio-tripsie, comme ressource extrême.

Ce qui a été exposé sur le redressement de la tête dans les paragraphes précédents, s'applique à ce que nous avons à en dire ici. Lorsque cette espèce de version est possible sans plus de difficultés que dans la version podalique, elle est plus favorable que cette dernière, *du moins pour l'enfant.* Supposant que la nature ne pût pas se suffire après qu'elle aurait été opérée, la version céphalique procurerait toujours le grand avantage de pouvoir appliquer le forceps d'une manière régulière. Elle doit donc être tentée. Du reste, elle n'exclut pas la version par les pieds. La version en général doit être préférée au forceps, lorsque la tête est au-dessus du détroit supérieur, et que les eaux s'étant évacuées depuis peu de temps, elle est encore mobile. Elle est préférable surtout dans les positions *mento-postérieures primitives.* Elle doit être tentée aussi lorsque la tête sera déjà engagée dans le détroit, et même plus profondément ; mais il ne faudra pas exercer, pour l'obtenir, des efforts trop violents, ni sur le produit, ni sur la mère. Lorsque la tête est descendue au fond de l'excavation, qu'elle est fortement serrée par la rétraction de l'utérus, surtout si elle a franchi l'orifice de cet organe, les tentatives de la version seraient irrationnelles, le plus souvent inutiles, et toujours trop dangereuses. Dans ce cas, le forceps offre plus de ressources, moins grandes cependant que dans la présentation du sommet.

Forceps. — Dans les positions mento-antérieures et mento-transversales parvenues dans l'excavation du bassin, les auteurs et les praticiens contemporains sont généralement d'accord sur la manière de se servir de cet instrument pour amener le menton derrière et au-dessous de la symphise du pubis. Mais ils sont loin d'être unanimes quant au mode d'application et aux manœuvres à exercer dans les positions mento-postérieures, *alors que la tête, dans les positions diagonales, reste dans l'ex-cavation sans éprouver le mouvement de rotation en avant, ou bien que le menton se porte directement au devant du sacrum et du coccyx.* * Les uns veulent que les branches soient toujours

---

* La face ne prend que très-rarement cette dernière position ; Mme Lacha-Pelle n'a *jamais* vu, dans le nombre très-considérable d'accouchements qu'elle a observés, *que le menton fût tout-à-fait en arrière.* T. 1, page 402.

placées de manière que la concavité des bords regarde le menton. Les autres, à cause des difficultés de cette manière d'opérer, et des dangers de l'application du forceps sur la face, les placent autant que possible sur les côtés de la tête. Mais la différence dans l'application correspond à une grande différence quant au but qu'on se propose. Sous ce dernier rapport, il y a une divergence d'opinion bien remarquable. Ceux-ci ne cherchent pas à fléchir la tête dans l'excavation de manière à faire remonter le menton et à faire descendre l'occiput, parce que, d'après eux, ce résultat est impossible. Dans ces circonstances, bien difficiles il est vrai, ils se servent du forceps, d'abord comme moyen de faire exécuter au menton un mouvement de rotation qui le porte en avant, au risque même de tordre le *cou* de l'enfant, et de s'exposer ainsi à lui occasionner la mort. Ce malheur, suivant leur opinion, ne doit pas être le résultat nécessaire de cette manœuvre, qui, d'après eux, est la moins périlleuse pour la mère et pour le produit. Un des plus grands partisans de cette doctrine déclare dans ses écrits que, dans un cas urgent, (position mento-iliaque postérieure), il a pu extraire avec le forceps un enfant vivant, en ramenant le menton en avant; quoiqu'il soit arrivé au monde *avec le menton exactement sur le dos*. Il cite des cas semblables puisés dans la pratique de Mme Lachapelle et de M. P. Dubois. Cet auteur, très-recommandable d'ailleurs, qui prétend qu'on a beaucoup exagéré l'influence fâcheuse de cette rotation du cou, me paraît exagérer à son tour les dangers d'autres procédés qui peuvent être considérés aussi comme l'imitation de ceux exécutés par la nature dans ces cas bien graves.

Il serait très-utile de pouvoir distinguer dans ce procédé le mouvement de *torsion* qui se passe dans toutes les vertèbres cervicales et la première partie du tronc, de celui qui a lieu seulement dans les articulations de la première vertèbre avec la deuxième. C'est ce dernier qui est le plus étendu, et peut-être quelquefois presque le seul qui s'exécute sur le vivant, sous l'action du forceps. C'est celui aussi qui est le plus compromettant pour la vie du produit. En suivant une pareille conduite, on a pensé ou du moins espéré que le tronc participerait plus ou moins à la rotation imprimée à la tête. Dans ce cas, la torsion du cou serait moins prononcée et ne serait jamais d'un demi cercle.

Les antagonistes de ces idées et de ces procédés, essayent *en premier lieu* de rectifier la présentation en cherchant à faire descendre le vertex à l'aide du forceps. Si on ne peut obtenir ce résultat heureux, ils conseillent, dans la position mento-sacrée directe ou médiane, de porter le menton dans une des grandes échancrures sacro-sciatique, ou au-devant d'un des ligaments sacro-sciatiques, du côté droit de préférence, et d'exercer les tractions diagonalement, en bas et en arrière, toujours dans l'intention de produire la descente du sommet. Les parties molles et ligamenteuses qui ferment les grandes échancrures sacro-sciatiques, sont capables de céder un peu à une forte pression, et de laisser mouvoir ainsi le menton dans l'excavation. La branche ischio-pubienne opposée facilite le *glissement* du front et de l'occiput. La résistance osseuse du sacrum n'offre pas cet avantage, qui se trouverait pourtant un peu plus bas, dans la flexibilité du coccyx.

J'ai donné et donne la préférence à ces dernières manœuvres. Je ne me déciderais à faire éprouver au col une torsion au-delà *d'un quart de cercle*, qu'autant que j'aurais la persuasion que le produit serait mort.

On ne peut guère compter sur la participation du tronc à la rotation de la tête, dans les circonstances dont il s'agit, parce que ordinairement les eaux ont été évacuées depuis plusieurs heures, que l'on a voulu observer si les effets des contractions utérines ne suffiraient pas pour opérer la délivrance, en régularisant les mouvements de la tête, et que pendant cette attente, la matrice s'est rétractée sur le corps de l'enfant. Cependant si on opère dans des conditions opposées à celles qui viennent d'être signalées, comme dans un accident urgent, si on ne communique à la tête le mouvement de rotation que d'une manière lente et interrompue, en suivant la marche des contractions de l'utérus, on pourrait espérer que le tronc prît une certaine part à ce mouvement, plus par les effets des contractions que par l'action du forceps.

C'est dans le sens diagonal que j'ai dégagé la tête du détroit inférieur dans la troisième observation. C'est dans la même direction que la nature l'avait expulsée spontanément et d'une manière heureuse, quoique très-pénible, chez le sujet de la première. Je crois que dans les deux cas il y a eu un certain degré de redressement de la tête.

En général tout le monde est d'avis aujourd'hui d'éviter autant que possible, de dégager la face du détroit inférieur, surtout dans la position mento-sacrée médiane, par des *tractions directes*, à cause des dangers graves qu'on ferait courir à l'enfant et à la mère. Ces dangers dépendent principalement de la hauteur considérable de la paroi postérieure du bassin et de la brièveté relative du cou de l'enfant, qui ne peut la mesurer ou la parcourir sans subir des tiraillements violents, et de la position de la tête, qui peut s'opposer puissamment à ce que le sommet de la poitrine s'engage dans le détroit supérieur, en même temps qu'elle peut éprouver et produire une compression très-nuisible. La nature des parties molles qui se trouvent sur le trajet du diamètre pubio-coccygien, explique les accidents très-graves auxquels la mère est exposée par cette manœuvre.

Mme Lachapelle s'exprime ainsi : *quand la tête est entière, le menton ne doit jamais, sous quelque prétexte que ce soit, être conduit et dégagé en arrière, ce serait se créer des obstacles invincibles et tuer l'enfant....* (t. 1, page 403).

Déjà de 1752 à 1755, Smellie avait signalé les difficultés et les dangers dont il s'agit, et les avait fait représenter dans des planches. (*Traité d'Accouchements*).

De nos jours, M. Chailly a démontré d'une manière bien facile à comprendre, les avantages du dégagement du menton en avant, au-dessous de la symphyse du pubis, et les difficultés et les dangers du dégagement *en arrière*. Mais cet auteur distingué ne me paraît pas avoir été aussi heureux dans la démonstration de la préférence qu'il accorde à la *rotation artificielle* du menton en avant, jusque derrière la symphyse pubienne ou au-dessous, quelle position qu'il occupe à la moitié postérieure du bassin.

Il est généralement reconnu que l'expulsion ou l'extraction de la face ne saurait avoir lieu, sans danger, le menton tourné en arrière, que, dans le cas d'une tête petite, ou d'un bassin large, ou bien encore dans le cas d'une tête ramollie par un état morbide, par la putréfaction, ou vidée par l'intervention de l'art. (Mme Lachapelle, M. Chailly, M. Cazeaux).

Malgré ces raisons anatomiques, et contrairement aux opinions, assertions et manœuvres qui précèdent, un de nos confrères et ancien condisciple, le docteur Duclos, accoucheur expérimenté, professeur à la Maternité de Toulouse, a établi, comme règle de conduite dans sa pratique, d'extraire la tête du produit *dans le sens de la position* dans laquelle elle se trouve placée, alors qu'elle est arrivée à la partie inférieure de l'excavation du bassin ; c'est-à-dire de la dégager en arrière dans les positions mento-postérieures, et en avant dans les mento-antérieures. Il n'a jamais rencontré la position mento-transversale (au détroit inférieur). Il m'a affirmé avoir trouvé plusieurs cas de position mento-postérieure directe ou médiane, et avoir dégagé plusieurs fois la face, du détroit inférieur, par des tractions transversales (de droite à gauche), sans tenter de redresser la tête, ni de porter le menton sur un des côtés du sacrum ou du coccyx. Il m'a assuré avoir fait venir au monde, par ce procédé, plusieurs enfants vivants, sans que les mères aient éprouvé les accidents graves que les auteurs les plus modernes, un principalement, attribuent à ce mode de délivrance. M. Duclos a fait aussi l'extraction d'enfants sans vie et d'autres très-malades, mais il a cru pouvoir attribuer leur état plutôt au trop long séjour de la tête dans l'excavation pelvienne qu'au procédé opératoire.

Il redoute, lui aussi, pour l'enfant, toute torsion du cou qui dépasserait un quart de cercle. Il m'a autorisé à publier ses opinions et sa manière de procéder, demeurant chargé *lui personnellement* de toute la responsabilité de ses assertions.

Ces doctrines diverses et ces procédés opposés sont consignés dans les ouvrages les plus récents et les plus classiques, ou exposés dans des cours publics. Les élèves et les jeunes praticiens doivent nécessairement éprouver de l'embarras dans le choix à faire. Les uns et les autres peuvent être portés à croire que les principes de l'art des accouchements, art essentiellement mécanique, ne sont pas plus certains, plus positifs que ceux de la médecine proprement dite.

Mais l'expérience leur apprendra qu'il faut bien se garder d'adopter une règle absolue dans la pratique des diverses branches de l'art de guérir, dans celle des accouchements surtout, et que tel procédé plus ou moins rationnel, qui n'aura pas réussi dans un cas, pourra être appliqué avec succès dans un autre. Elle leur apprendra aussi, qu'heureusement, si l'accoucheur a la patience nécessaire, la nature se suffit à elle-même dans la très-grande majorité des cas, même des plus épineux, mais que si l'art est obligé d'intervenir, la chirurgie obstétricale est souvent très-difficile, très-pénible et bien dangereuse.

Quels qu'aient été jusqu'ici les résultats des procédés divers qui viennent d'être indiqués, il me semble que, dans le cas dont il s'agit, (positions mento-postérieures), la conduite la plus rationnelle et celle qui se rapproche le plus des procédés de la nature, est la suivante : 1o donner à la face une position latérale ou oblique dans l'excavation, si elle est médiane ou directe; 2o tenter, avec tout le ménagement convenable, de redresser la tête dans cette position oblique, en faisant remonter le menton et descendre le sommet; 3o si le redressement de la tête ne peut être obtenu dans l'excavation, exercer les tractions avec le forceps, toujours *diagonalement*, en les prolongeant plus en arrière qu'en avant, jusqu'après le dégagement du menton au-dessous des ligaments sacro-sciatiques ; 4o si après ce dégagement partiel les efforts de la nature ne sont pas suffisants pour expulser la tête, on continue les tractions encore *diagonalement*, mais toujours plus en bas et en arrière, pour attirer le *vertex* et ne pas trop allonger le cou. Arrivé à ce point, le diamètre occipito-mentonnier peut se mouvoir ou être mu, de manière à laisser descendre et dégager le front, le sommet et l'occiput.

En faisant des recherches à l'occasion de ce mémoire, j'ai trouvé, dans les ouvrages de MM. Cazeaux et Jacquemier, des idées et des manœuvres qui ont de l'analogie avec celles qui viennent d'être exposées dans le paragraphe précédent, mais les procédés que j'ai adoptés je les avais mis en pratique déjà en 1836, comme cela résulte de ma troisième observation.

Puisque les hommes les plus contraires aux tentatives du redressement de la tête admettent, quoique ce soit dans des cas exceptionnels, 1o que la face peut se dégager encore diagonalement sans trop de difficultés, lorsque le mouvement de rotation en avant n'est pas complet; 2o que lorsque la face reste dans la situation mento-postérieure, l'accouchement spontané peut avoir lieu en vertu *d'un changement de position* de la part de la tête, pourquoi, dans les cas dont il s'agit, ne pas chercher, par une intervention bien combinée, à imiter ce que la nature a fait plusieurs fois? La tête peut changer de situation de deux manières : en se renversant plus fortement sur l'occiput ; en fléchissant le menton sur la poitrine, et convertissant ainsi la présentation de la face en celle du sommet (M. Chailly, 616, 2e édit.). Il faut savoir faire *fléchir* la rigueur des principes théoriques, fussent-ils *géométriques*, devant les résultats de l'*observation bien faite* et plusieurs fois renouvelée. D'ailleurs, le cas auquel on a affaire, ne pourrait-il pas appartenir à la catégorie des cas exceptionnels? D'un autre côté, il est évident que ce que la nature n'a pu produire seule, pourra être effectué lorsque à ses efforts est jointe l'action méthodique du *forceps*.

La rotation artificielle du menton en avant est aussi une imitation du travail spontané de la nature, il est vrai, mais l'observation, d'accord avec les résultats d'expérimentations faites sur des enfants morts, semble avoir suffisamment prouvé que, lorsque cette rotation *artificielle* a été portée trop loin, à un tiers, à une moitié de cercle par exemple, le plus souvent elle paraît avoir été mortelle pour l'enfant. Lorsque la nature a produit, elle seule quelquefois, une rotation bien considérable, sans que la mort de ce dernier en ait été la suite, on comprend que la manière dont elle opère est bien différente des procédés de l'art. Les contractions utérines portant sur toute la surface du corps de l'enfant, on conçoit facilement que le tronc ait participé au mouvement de la tête.

On ne doit donc pas chercher à établir une manœuvre semblable à l'exclusion d'autres imitées aussi de la nature, et qui peuvent être moins compromettantes pour la vie du produit, et pas plus dangereuses pour la mère.

Mme Lachapelle n'approuve pas le procédé de la rotation comme l'indique Smellie, dans la position mento-sacrée directe (t. 1, 3e mémoire, page 411). Dans les positions mento-sacro iliaques, elle n'a employé le forceps pour la produire, qu'après *réduction spontanée à une position franche*, qui est pour elle la position mento-transversale. Avant cette réduction, elle a préféré la version podalique (ibidem, page 403). Si on adoptait le procédé de la rotation, un forceps droit rendrait la manœuvre moins difficile, la tête se trouvant au fond de l'excavation pelvienne (positions mento-postérieures).

Lorsqu'on serait convaincu de la mort de l'enfant, et que les moyens qui viennent d'être appréciés auraient été inefficaces, ou bien qu'on ne pourrait en pousser l'action plus loin sans compromettre sérieusement la vie de la mère, on aurait pour ressource extrême la *craniotomie*, ou *craniotripsie*.

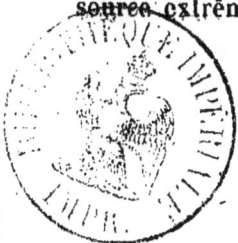

OBSERVATIONS PRATIQUES.

PREMIÈRE OBSERVATION.

Position mento-iliaque droite primitive, variété frontale, essais de redressement de la tête infructueux, accouchement spontané, lent et pénible; enfant vivant.

Le 3 mai 1838, je fus appelé pour assister une de mes clientes dans son quatrième accouchement, dont le travail avait commencé depuis plusieurs heures. Cette femme était robuste et âgée d'environ 35 ans. Des eaux abondantes s'étaient écoulées à plusieurs reprises dès les premières douleurs. La matrice était un peu inclinée à droite, et le toucher vaginal me fit reconnaître : 1º l'orifice utérin non ouvert, situé au-dessus du détroit supérieur, un peu à gauche; il était souple, dilatable, mais épais; 2º une surface arrondie, que je crus être une partie de la voûte du crâne ; 3º l'absence de toute poche des eaux, et les membranes bien appliquées sur la partie qui constitue la présentation. Les douleurs étaient rares et pas fortes.

Après avoir observé pendant quelque temps la marche du travail, et avoir recommandé que la patiente se tînt couchée sur le côté gauche autant que possible, principalement pendant les fortes douleurs, je la quittai. Le travail continua pendant le reste de la nuit, toujours d'une manière lente.

Le 4 au matin, à mon troisième examen, les choses sont dans l'état suivant : orifice de la matrice légèrement ouvert, bien dilatable et devenu presque central. Le front du produit commençant à s'engager à la partie antérieure gauche du détroit abdominal, et en allant de ce point vers la symphyse sacro-iliaque droite, je rencontre les yeux, le nez, la bouche et le menton qui est plus élevé. Pendant l'absence des douleurs, le front se laisse repousser un peu. Mais à la moindre contraction utérine, et dès que je cesse de le soulever ou de le retenir, il reprend sa position primitive.

J'ai la persuasion que j'ai affaire à une position fronto-cotyloïdienne gauche, ou mieux mento-sacro-iliaque droite, variété frontale, sans autre inconvénient que la rupture prématurée des membranes et la lenteur du travail. L'obliquité de la matrice avait à peu près disparu par les progrès du travail.

Les indications à remplir étaient les suivantes :

1º Réduire la présentation du front, en celle du sommet (redressement de la tête);

2º D'après Mᵐᵉ Lachapelle et ses partisants, convertir la présentation frontale en présentation franche de la face;

3º Si ces réductions ou conversions sont impossibles ou trop difficiles, laisser agir la nature, qui pourra se délivrer seule;

4º Pratiquer la version podalique, si elle était praticable avec des chances heureuses;

5º Recourir au forceps, s'il survenait quelque accident ou si le travail devenait trop long.

Je commence par retenir le front avec l'*index* et le *medius*, pendant le renouvellement des douleurs, afin de l'empêcher de descendre, et forcer ainsi la tête ou bien à se fléchir sur le devant du cou et à présenter le sommet, ou bien à s'étendre davantage et à offrir la face en *plein*. Cette manœuvre plusieurs fois répétée, ne donne ni l'un ni l'autre de ces deux résultats. Alors je fais glisser les quatre doigts de la main droite jusque sur l'occiput. En appuyant pendant le calme sur cette partie, elle paraît descendre un peu, mais elle revient à sa place primitive dès que je cesse d'agir, et même malgré la pression de ma main, lorsque les douleurs se renouvellent. Mes doigts s'engourdissent et ne peuvent résister aux effets des contractions utérines. Pour avoir un moyen d'action plus puissant sur l'occiput, je me décide à recourir au *Levier François*. L'emploi de cet instrument, plus commode en général qu'une des branches du forceps, est assez facile et peu douloureux, mais les résultats ne sont pas plus efficaces. Cependant ces manœuvres et la continuation du travail provoquent de la réaction. La chaleur générale et le pouls deviennent forts, et les parties génitales douloureuses. (Bain de siége, bain général, saignée au bras).

Les contractions utérines sont plus fréquentes et plus énergiques. Le front descend un peu plus dans l'excavation. L'enfant fait sentir quelques mouvements. L'absence de tout danger pressant, les difficultés, les dangers même de la version podalique, alors surtout que la rupture des membranes avait eu lieu depuis longtemps, m'engagent à laisser agir encore la nature.

Cependant les contractions étant peu expulsives, les progrès du travail trop lents, j'allais administrer le seigle ergoté, qui m'avait réussi chez la même femme dans un accouchement antérieur, lorsque l'action de la matrice et des muscles accessoires prend plus d'énergie ; *les grands efforts* se manifestent ; et la tête est expulsée dans la présentation du front, par un mécanisme à peu près semblable à celui de la position correspondante du sommet (occipito-cotyloïdienne gauche), 24 à 26 heures après la rupture des membranes. Le diamètre mento-bregmatique s'est dégagé diagonalement au détroit inférieur.

Point d'accident du côté de la mère, mais l'enfant passa plusieurs minutes sans donner *signe de vie*, malgré la prompte section du cordon ombilical, le massage de la poitrine, l'introduction rapide des barbes d'une plume trempée dans l'eau-de-vie et l'insufflation de l'air dans la bouche, etc. Cependant à force de persévérance dans l'emploi de ces soins divers, un premier mouvement d'inspiration eut lieu, un peu de sang jaillit par le cordon, et les fonctions vitales s'établirent peu à peu. Les joues, le nez, les yeux, le droit surtout, étaient très-engorgés. Les paupières fortement ecchymosées. Cet état de la figure, qui ressemblait à une petite monstruosité, se dissipa peu à peu sous l'action des résolutifs. (Lotions et applications avec de l'eau froide, animée avec l'eau-de-vie et le vinaigre).

Les suites furent heureuses pour la mère et pour l'enfant.

La tête présenta les dimensions ordinaires. Le diamètre fronto-mentonnier 11 centimètres (4 pouces) ; le mento-bregmatique environ 10 centimètres ; la grande circonférence de la tête mesura 39 centimètres, environ 13 pouces.

Cet exemple d'accouchement spontané en position mento-sacro-iliaque, avec toutes les conditions qui ont été relatées, mérite, ce me semble, d'être pris en considération, quoiqu'il soit isolé dans ma pratique. Je suis porté à croire qu'à la fin, il y a eu conversion sincipitale partielle.

DEUXIÈME OBSERVATION.

Position mento-pubienne au fond du bassin. — Accouchement
spontané. — Enfant mort.

Une femme, âgée de 25 ans, primipare, de petite stature, était assistée par une accoucheuse. Le travail était déjà bien avancé lorsque je fus appelé. Les eaux étaient évacuées depuis 10 à 12 heures ; les douleurs étaient fortes et rapprochées, et la tête était descendue au fond de l'excavation du bassin. Je

reconnus avec quelque difficulté la présentation de la face en
position mento-pubienne. Etant arrivé trop tard, je n'avais pu
constater dans quelle position le menton s'était engagé au détroit supérieur. La sage-femme ne put me donner des renseignements suffisants à cet égard. D'après les apparences, c'était
dans la position mento-iliaque antérieure droite. La tête était
fortement pressée par les contractions utérines. Quoiqu'il n'y
eût rien d'urgent pour la mère, je me disposais à appliquer le
forceps en faveur du produit, lorsque de nouvelles et fortes
douleurs expulsèrent un enfant à terme, le menton appuyant
fortement au-dessous de la symphyse du pubis; après le dégagement périnéal, l'enfant se tourna vers la cuisse droite de la
mère. Cet enfant qui, depuis plusieurs heures, n'avait donné
aucun signe de vie, naquit mort. Les yeux, les joues, les lèvres, la langue étaient fortement engorgés et livides. Le volume
du produit était ordinaire. Les suites n'offrirent pour la mère
rien d'insolite.

Quoique dans ce cas l'accouchement ait eu lieu par un mécanisme régulier, et que la durée du travail n'ait été qu'à peu
près la moitié de celle du précédent, l'enfant est né mort. Quelle
en est la cause?

TROISIÈME OBSERVATION.

*Position mento-iliaque droite postérieure un peu inclinée vers le
front. — Forceps. — Extraction de la tête diagonalement. —
Enfant mort.*

Le 21 juin 1836, une femme, âgée d'environ 25 ans, éprouva
les douleurs de l'enfantement. C'était son second accouchement.
La sage-femme qui l'assistait pensa tout d'abord qu'elle ren-
contrait une présentation des fesses, parce qu'elle crut avoir
recueilli sur sa main du méconium, au moment de la rupture
des membranes. A l'écoulement des eaux, qui eut lieu bientôt
après le commencement du travail, succéda une légère perte de
sang, qui fit grande impression sur la sage-femme et les assistants. Un officier de santé appelé, crut reconnaître la présentation de la tête, mais il n'était pas sûr de son diagnostic. Demandé
en consultation, je pratique le toucher à mon tour. A travers
les parois amincies du col de la matrice et de l'orifice un peu
ouvert, je reconnais la présentation de la tête. La partie qui

s'offre à mon doigt explorateur est encore située au-dessus du détroit supérieur. Le doigt ne pouvant pénétrer profondément dans l'utérus, je ne puis distinguer la région que je touche. Les douleurs sont rares, faibles, et ne produisent que peu d'effet sur l'orifice. Pouls petit et fréquent. Forces générales languissantes. Le sang ne colore que bien légèrement les liquides qui coulent par la vulve. Du bouillon et un peu de vin sont donnés pour relever les forces, et nous rassurons le moral abattu. En l'absence de tout accident proprement dit, le travail est encore livré à la nature ; mais il est convenu que si les douleurs ne prennent pas de l'énergie et si le travail ne fait pas des progrès, il sera administré du seigle ergoté. Ce moyen est employé en effet, mais il est rejeté en partie par le vomissement. Cependant les douleurs deviennent fortes et rapprochées. Revenu auprès de la patiente environ deux heures après, l'accoucheuse s'empresse de me dire que la tête est engagée. J'examine de nouveau, et l'orifice de la matrice ouvert me permet de reconnaître une présentation de la face en position mento-iliaque droite postérieure, et arrivée au fond de l'excavation. Je distingue les yeux, le nez, la bouche et le menton ; ce dernier est plus élevé que le front. L'utérus fortement contracté sur le produit m'empêche d'aller plus loin. La femme n'avait senti aucun mouvement depuis à peu près deux heures de la part de l'enfant, et par l'exploration, je n'en reconnais ni aux lèvres, ni à la langue. Ces circonstances jointes à la sortie du méconium, d'après l'accoucheuse, me font craindre la mort du fœtus. Dans l'intérêt de la femme et surtout de l'enfant, s'il est encore en vie, il est décidé qu'il convient de terminer l'accouchement artificiellement. Le forceps est préféré aux tentatives de la version, soit céphalique, soit podalique, parce que la tête est *très-basse* et que la face a franchi en très-grande partie l'orifice utérin. Pendant que je vais prendre l'instrument, l'officier de santé et la sage-femme pratiquent de nouveau le toucher. Leur embarras augmente, ils croient que ce sont les fesses qui occupent l'excavation du bassin, parce que, disent-ils, ils ont trouvé une tumeur charnue avec une ouverture au milieu, une anse du cordon ombilical, etc. La bouche est prise pour l'anus, et les bords engorgés des paupières et des lèvres pour le cordon ombilical. En leur rappelant le diagnostic déjà établi, je crois pouvoir leur expliquer les causes de leur méprise par l'engorgement de toutes les parties molles de la face et leur déformation dépendants de leur séjour prolongé dans le vide de l'excavation du bassin.

La face était toujours dans la position diagonale, et descendue jusqu'au détroit inférieur, le menton à droite et en arrière. J'applique le forceps ordinaire, la branche à-pivot est placée au devant de la symphyse sacro-iliaque gauche. Eprouvant de la difficulté pour introduire la branche à mortaise directement derrière la cavité cotyloïde droite, je la fais pénétrer à la partie antérieure de la fosse iliaque, et la fais glisser ensuite un peu plus en avant. Cette manière d'appliquer le forceps m'a réussi dans les circonstances les plus difficiles. La jonction des branches est assez facile. Avant de tirer directement sur la tête, je cherche à la repousser et à fléchir le menton; puis j'agis de manière à faire descendre le front et le sommet derrière les branches de l'ischium et du pubis, et le menton devant le ligament sacro-sciatique du côté opposé. Je n'ose opérer de sorte à amener le menton au-dessous de la symphyse pubienne. Indépendamment des difficultés de cette manœuvre, je crains de faire éprouver au cou une torsion trop étendue; j'évite aussi de porter le menton au devant du coccyx, à cause des dangers de son dégagement, suivant le diamètre coccy-pubien. L'extraction est obtenue sans de trop grandes difficultés. Le périnée convenablement soutenu n'éprouve point de déchirure. La délivrance et ses suites sont heureuses pour la mère. L'enfant ne donne aucun signe de vie. Toutes les parties extérieures de la tête sont injectées de sang. Il n'y a point de solution de continuité, ni au cuir chevelu, ni aux os. Le front est profondément engorgé et ecchymosé. Les lèvres, les joues et les paupières offrent une tuméfaction très-considérable et une couleur violacée. La langue et tout l'intérieur de la bouche présentent un état semblable. Mes notes portent que le volume de la tête était plus qu'ordinaire, et que le dégagement du détroit inférieur a été effectué diagonalement.

QUATRIÈME OBSERVATION.

Position mento-pubienne au détroit inférieur. — Forceps. —
Enfant vivant.

Une accoucheuse, logée rue de la Colombe, n° 9, me fit appeler, il y a longtemps, pour délivrer une femme primipare. La tête de l'enfant séjournait depuis plusieurs heures au fond du bassin et n'avançait pas. Les parties qui constituaient la présentation étaient tellement déformées qu'elle ne les distinguait pas. Je reconnus, non sans difficulté, la présentation de la face dans la position mento-pubienne. J'appliquai le forceps ordinaire sur les parties latérales de l'excavation, et par conséquent sur les côtés de la tête. Je tirai sur le menton de manière à le dégager le premier sous la symphyse et au devant de la commissure antérieure de la vulve. Les résultats furent heureux pour la mère et pour l'enfant. Ce dernier avait la figure dans un état hideux, effrayant, tant elle était tuméfiée, déformée et livide. Cependant la résolution s'opéra peu à peu, elle fut favorisée par des résolutifs appropriés, et la succion du lait maternel devint possible bien plutôt que je ne l'aurais cru moi-même. Ces réflexions sont consignées dans mes notes.

CINQUIÈME OBSERVATION.

Dans la nuit du 20 au 21 novembre 1851, peu de temps après que nous avions quitté le banquet mi-séculaire par lequel la Société de Médecine de Toulouse venait de célébrer la cinquantième année de ses travaux, notre confrère et ami, M. Perpère, me fit appeler pour l'assister auprès d'une jeune femme en couches. Je trouvai aussi auprès de la patiente une sage-femme qui avait été mandée au commencement du travail, et un officier de santé, arrivé peu de temps avant M. Perpère, parce que la sage-femme, des parents et amis de la malade, avaient pensé qu'il y avait urgence à recevoir les secours d'un accoucheur. Ces trois praticiens avaient examiné la jeune femme; mais ils n'étaient pas unanimes sur la présentation, ni sur les indications à remplir.

Pour ne pas influencer mon jugement, il est convenu qu'on ne me fera pas connaître tout d'abord les impressions reçues dans les examens faits par chacun d'eux. J'explore à mon tour sans opinion préconçue, et déclare avoir reconnu, vers le milieu de l'excavation du bassin, une tumeur résistante, à surface inégale, ayant franchi une grande partie de l'orifice de la matrice et avoir distingué : 1° un œil vers le centre du bassin, cependant un peu plus en avant et à droite de la femme ; 2° une éminence allongée (le nez) ; 3° un autre œil à gauche de cette éminence ; 4° la bouche et le menton tournés, vers le milieu de la fosse iliaque gauche; 5º une surface arrondie dure située vers le point opposé de la fosse iliaque droite, (présentation de la face en position mento-transversale gauche). On examine de nouveau et nous sommes unanimes sur le diagnostic. Il résulte des renseignements recueillis : 1º que le travail de l'accouchement a commencé depuis 40 heures environ, qu'il a été progressif, mais très-lent; 2º que la femme est primipare et de petite stature; 3º que les eaux ont été évacuées spontanément depuis 18 heures, précédées et suivies de douleurs fortes; 4º que les contractions utérines sont devenues rares depuis 5 à 6 heures après cette évacuation; 5º qu'il a été donné un bain tiède de plus d'une heure, que néanmoins les douleurs n'ont pas changé de marche, qu'elles sont toujours rares et faibles; 6º que la descente de la partie qui se présente ne fait plus de progrès, et que la femme s'épuise en vains efforts, depuis plusieurs heures ; que les mouvements du fœtus n'ont pas été ressentis depuis l'évacuation des eaux.

La réaction actuelle du système circulatoire est modérée. Pour apprécier le mieux possible le degré d'énergie et d'efficacité des contractions utérines et des muscles accessoires, la patiente est placée en travers d'un lit, les pieds appuyés sur deux chaises, et soutenue par des aides convenablement placés, afin de donner à ces efforts les meilleurs résultats. Après avoir observé les effets du travail pendant plus d'une heure, je ne reconnais, pour ma part, aucun progrès notable ni dans la descente de la face, ni dans la rotation du menton vers l'arcade pubienne. La matrice est toujours plus ou moins rétractée. M. Perpère croit que le front est descendu un peu depuis 3 heures qu'il est auprès de la patiente, mais il lui semble que la bouche s'est portée un peu en arrière. Dans l'exploration de la présentation, il me semblait avoir senti d'abord quelques mouvements aux lèvres et aux mâchoires, mais ces mouvements pouvaient être communiqués à ces parties par les contractions utérines qui se renouvelaient pendant chaque examen.

Dans cet état de choses, il est reconnu que l'intervention de l'art est nécessaire en faveur de la mère, et de l'enfant surtout, s'il est encore en vie. Après avoir bien balancé les avantages et les inconvénients des indications diverses qui se présentent et les différents moyens de les remplir, la préférence est donnée à la réduction de la position et à l'extraction de la tête au moyen du forceps.

La femme étant située et assujettie convenablement, la branche de mon forceps ordinaire, qui a 46 centimètres (17 pouces) de longueur, est placée au devant de la symphyse sacro-iliaque gauche, ou mieux de l'échancrure sacro-sciatique correspondante. Avant de chercher à introduire la branche à mortaise, je me sers de la première comme d'un levier, pour amener en avant le menton, dans le double but de favoriser, par cette seule manœuvre, la terminaison de l'accouchement, ou du moins de faciliter le placement de la seconde branche. Ce premier moyen étant insuffisant et la seconde branche de l'instrument ne pouvant être introduite directement derrière la cavité *cotyloïde droite*, cette dernière est poussée d'abord du côté de la fosse iliaque droite, puis, à l'aide des deux mains agissant l'une sur l'extrémité extérieure, et l'autre sur le bord convexe de la cuillier, elle est conduite peu à peu derrière le corps du pubis correspondant. Ce n'est qu'après plusieurs légers mouvements de *va* et *vient*, communiqués aux deux branches dans des sens divers, que celles-ci peuvent être *articulées*. Le croisement du pivot sur la mortaise prolonge encore les difficultés. J'allais renoncer à ce croisement, qui est cependant le meilleur moyen de bien assujettir les branches, lorsque, par des mouvements *patiemment* combinés, nous parvenons à tourner complétement le pivot. Je crois avoir placé les branches sur les côtés de la tête, le bord concave, regardant le menton. L'instrument est enfoncé de 6 à 7 pouces au-dessus de la vulve, et disposé d'une manière à peu près horizontale, mais le pivot se trouve fortement incliné du côté de la cuisse gauche de la femme. D'abord je cherche à ébranler la tête en la repoussant un peu, puis à amener le menton en avant du côté de la branche descendante du pubis, en tournant l'instrument de gauche à droite, de manière à conduire le pivot vers le milieu de l'arcade pubienne. Des tractions méthodiques faites dans cette intention, renouvelées à plusieurs reprises, sont inefficaces. Alors j'essaye des tractions transversales qui sont également infructueuses, bien que j'ai employé toute la force de mes bras. Après avoir laissé prendre du repos à la patiente, M. Perpère fait à son tour, mais inutilement, des tentatives d'extraction.

Après quelques minutes d'un nouveau repos devenu nécessaire pour la femme et pour mes forces fatiguées, je parviens à dégager le menton au-dessous de la branche ischio-pubienne, et le périnée convenablement soutenu par M. Perpère, n'éprouve pas de déchirure.

Malgré la prompte section du cordon, et tous les soins appropriés, l'enfant ne peut être ramené à la vie, qu'il avait perdue vraisemblablement avant l'emploi du forceps, puisque la mère n'avait plus senti ses mouvements depuis quelques moments après l'évacuation des eaux (il y a environ 20 heures), et puisque le cordon ombilical et les membres sont flasques. La face est bien tuméfiée et livide. L'action du forceps avait porté principalement derrière les pommettes, sur les joues et les branches de la machoire inférieure, et de plus du côte droit, sur la partie latérale et supérieure du cou, à peu près dans la direction du diamètre temporo-postmalo-sous-maxillaire. Les traces de sa compression sont marquées sur plusieurs points de ces parties, surtout à droite.

Immédiatement après le dégagement du produit, il est expulsé une grande quantité d'urine. Avant l'application du forceps, il avait été impossible de vider la vessie, ni par les forces de la nature, ni par le cathéterisme, tant la compression exercée par la tête était forte sur le canal de l'urètre. La matrice sollicitée par des frictions sur la région hypogastrique, se contracte peu à peu, et bientôt le placenta est expulsé en totalité, avec une assez grande quantité de sang. La femme reçoit tous les soins que réclame sa triste et grave position. Mes confrères et moi ne la quittons que lorsque la matrice a formé la boule rassurante de l'accoucheur, et qu'elle est assez bien sous tous les rapports.

Tout ce que cet accouchement a présenté de difficile et de laborieux ne peut être expliqué seulement par la présentation de la face et la position mento-transversale gauche. Cela peut être attribué plus rationnellement : 1º au volume de l'enfant qui a pesé 3 kilogrammes et donné de 50 à 52 centimètres de longueur ; 2º et *principalement* à l'ossification très-avancée des os du crâne, à ce point que les sutures ou commissures et les fontanelles étaient très-rétrécies. Les divers diamètres de la tête mesurés avec exactitude au moyen du compas d'épaisseur, ont offert à peu près les dimensions normales.

La petite stature de la femme, dont je n'ai pu encore mesurer exactement les dimensions du bassin, a peut-être concouru aussi à produire tant de difficultés que vraisemblablement la nature n'aurait jamais pu surmonter.

Les craintes bien fondées que nous avions conçues sur les suites de cet accouchement si pénible, ne se sont pas heureusement réalisées. Pendant les quatre premiers jours, la fièvre est vive (112 à 114 pulsations par minute). Le ventre distendu d'une manière générale s'élève au-dessus de la circonférence de la poitrine, mais heureusement il n'est douloureux à la pression qu'à la région hypogastrique. Le volume dépend principalement de la présence des gaz (météorisme). Toutes les régions du bassin et les membres inférieurs sont douloureux, comme *contusionnés*, les mouvements volontaires de ces parties presque impossibles, et les tentatives accompagnées de beaucoup de souffrance. Il y a aussi parfois incontinence d'urine.

Le repos absolu, une chaleur douce, constante autour de la malade, des cataplasmes émollients chauds et arrosés avec l'huile camphrée sur l'hypogastre, une diète absolue, l'abstinence même du bouillon, pendant quatre jours, l'usage de la tisane d'orge, de chiendent, de fleur de mauve pour boisson, l'écoulement abondant et régulier des lochies, des urines copieuses, un état presque permanent de moiteur générale, le gonflement et l'endolorissement du sein, l'expulsion fréquente et facile de gaz par l'anus, et quelquefois par la bouche, un bon sommeil pendant la nuit, sont accompagnés et suivis des résultats les plus heureux. La sécrétion du lait a été peu prononcée, quoique les seins aient acquis un volume considérable. L'état toujours satisfaisant des lochies, les autres circonstances concomittantes déjà signalées, et la diminution progressive des symptômes dangereux, nous engagent, M. Perpère et moi, à ne pas recourir à d'autres moyens thérapeutiques.

Le onzième jour, sans notre permission, la jeune femme se lève assez facilement pour renouveler son lit. Les jours suivants, la guérison continue ses progrès, au grand étonnement de certaines *matrones* et *commères*, qui avaient fait les prédictions les plus fâcheuses. Le vingt-unième jour, la convalescente s'occupe, par nécessité, de l'intérieur de son ménage. Les mouvements de la fesse gauche sont un peu gênés.

CONCLUSIONS.

De tout ce qui précède, je me crois autorisé à tirer les conclusions suivantes :

1º Dans l'état normal du côté de la femme et de la part du produit, l'accouchement par la face peut se terminer *spontanément* dans la majorité des cas.

2º La présentation *franche*, la présentation de la face *en plein*, est la plus avantageuse. Contrairement à l'opinion de Mme Lachapelle et d'autres auteurs, la variété frontale ne m'a pas paru défavorable dans la pratique. (1re et 3e observations).

3º Les positions doivent être distinguées en primitives et en secondaires ou consécutives.

4º La connaissance du mécanisme de ce genre d'accouchement, soit dans les conditions normales, soit dans les anomalies, est très-satisfaisante pour le praticien, mais elle est nécessaire toutes les fois que l'art doit intervenir.

5º Le diagnostic de la présentation de la face est toujours embarrassant, surtout lorsque la tête a été longtemps retenue sur le détroit supérieur, et encore davantage lorsqu'elle a séjourné pendant plusieurs heures dans l'excavation du bassin, après l'évacuation des eaux. Ces difficultés peuvent donner lieu à des méprises toujours désagréables et quelquefois dangereuses.

6º Quelques normales que soient les conditions, cet accouchement sera toujours plus long, plus pénible que celui par le sommet, et exposera à des difficultés, même à des dangers plus fréquents et plus grands, surtout si l'art doit intervenir, ce qui arrive plus souvent que dans la dernière présentation. Les positions mento-postérieures sont plus dangereuses que les mento-antérieures et les mento-transversales, chez les *primipares* plus encore que chez les femmes qui ont eu plusieurs enfants.

7º Dans les circonstances ordinaires du côté de la mère et du côté de l'enfant, la tête étant encore au-dessus du détroit supérieur, lorsque les eaux de l'amnios viennent d'être évacuées, et si les contractions de la matrice le permettent, il convient d'essayer de redresser la tête en amenant le sommet vers le centre du bassin. Dans les positions mento-postérieures, cet essai doit être fait quelle que soit la situation de la face dans l'excavation. Mais, dans aucun cas, ces tentatives ne doivent être poussées

trop loin, surtout si elles sont trop douloureuses et trop difficiles. Si elles réussissent, il est évident que le résultat sera favorable à la mère et à l'enfant. Si elles sont infructueuses, elles
ne peuvent guère aggraver leur état, pourvu qu'elles soient
pratiquées avec méthode et prudence. (1re observation).

8o Si quelque accident exige que l'accouchement soit terminé
promptement, la version par les pieds doit être préférée au
forceps, toutes les fois que les membranes n'ont été rompues
que depuis peu de temps et que la tête est située au-dessus du
détroit superieur. La version est encore préférable dans les positions mento-postérieures, lorsque la tête est déjà à demi engagée, que les eaux viennent de s'écouler, que les contractions
utérines permettent de la déplacer et de faire pénétrer la main
pour aller saisir les pieds. Cette manœuvre serait irrationnelle
et dangereuse si la face avait franchi l'orifice utérin. Dans ce
dernier cas et dans tous ceux où la rétraction de la matrice est
très-forte, le forceps mérite la préférence. Dans la position
mento-postérieure directe ou médiane (position très-rare), on
portera le menton sur un des côtés du sacrum, sur le côté droit
préférablement. Là, on essayera aussi de *redresser* la tête avec
le forceps. Si on ne peut réussir, il est plus rationnel d'extraire la
face diagonalement que dans le sens du diamètre pubio-coccygien.

Dans tous les cas, on évitera *autant que possible* de faire
exécuter au menton un mouvement de rotation qui dépasserait
un quart de cercle, du moins tant qu'on pourra espérer que
l'enfant est encore vivant.

9o Lorsqu'en se conformant aux principes de l'art, on n'aura
pas réussi, *on agira comme l'on pourra*, selon les inspirations
du *moment* et de la *position*. Cependant on se gardera d'abuser
de cette détermination extrême, et de se laisser aller trop facilement à un arbitraire absolu. On devra se rappeler toujours
que la règle est, ou *du moins devrait être*, le résultat du raisonnement, de l'expérience, et mieux encore de l'expérience
et du raisonnement.

10o La cranio-tomie ou cranio-tripsie ne sera employée que
comme dernière ressource, comme moyen extrême.

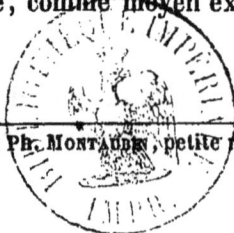

Toulouse. — Imprimerie de Ph. Montaubin, petite rue Saint-Rome, 1.

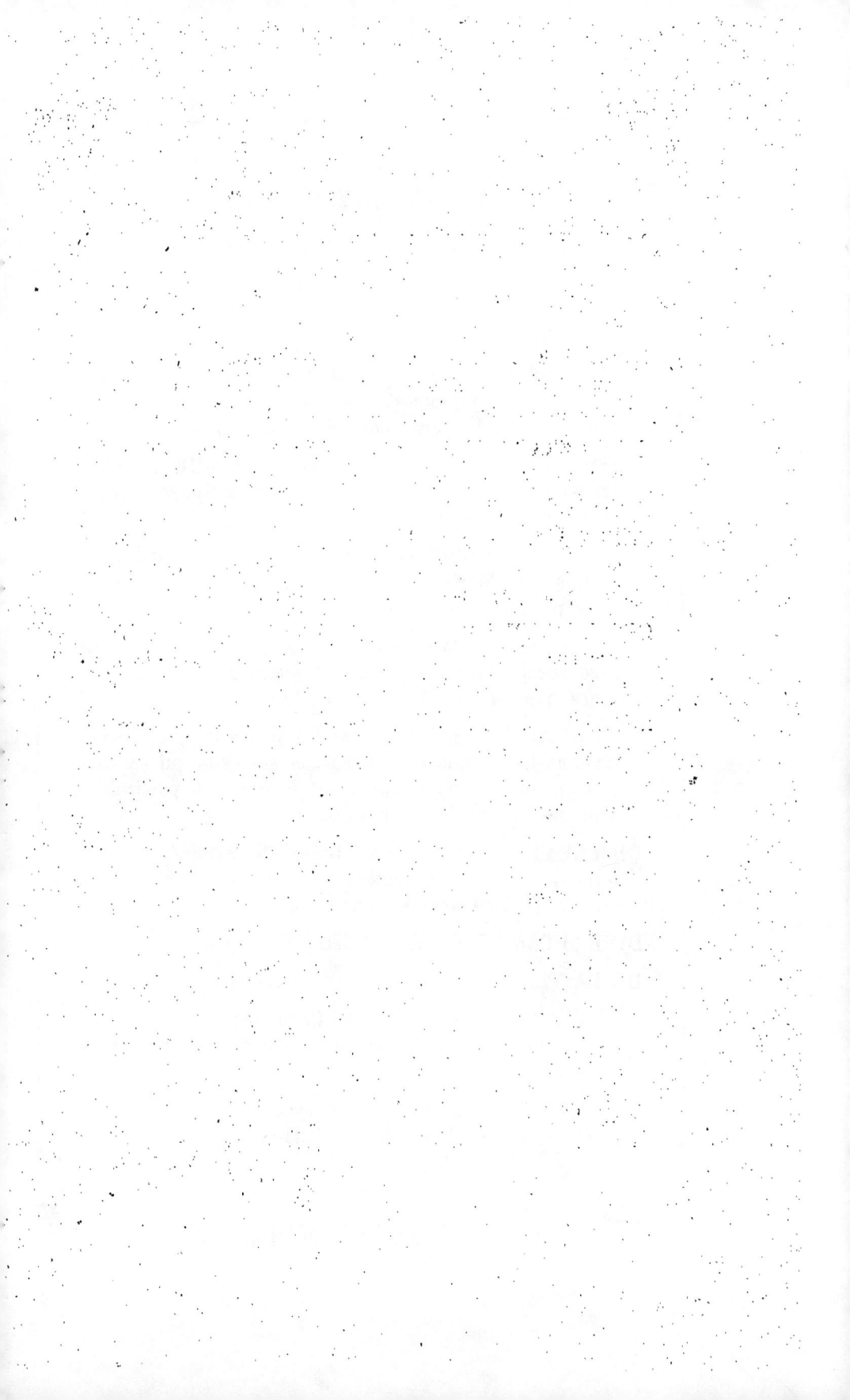

OUVRAGES DU MÊME AUTEUR,

*Qui se trouvent chez GIMET et JOUGLA, Libraires
à Toulouse.*

ESSAI SUR LE CROUP, considéré principalement sous le rapport des symptômes, des dangers, des causes, de la préservation, du traitement médical et chirurgical.

CONSIDÉRATIONS SUR L'ANATOMIE CHIRURGICALE et les maladies de la région de l'anus, accompagnées d'observations cliniques.

NOUVELLES CONSIDÉRATIONS PRATIQUES sur l'opération de la taille périnéale chez l'homme, avec des observations pratiques particulières à l'auteur.

OBSERVATIONS D'OPÉRATIONS de Bec-de-Lièvre, faites avec succès dans les premières semaines après la naissance, par un procédé nouveau.

RÉFLEXIONS PRATIQUES sur les points les plus importants de l'apoplexie en général, et sur celle qui survient pendant ou peu de temps après le repas en particulier, avec des observations cliniques.

OBSERVATIONS D'ACCOUCHEMENTS terminés avec le forceps, le corps de l'enfant ayant franchi la vulve et la tête se trouvant retenue dans le bassin.

DIVERS CAS DE CHATONNEMENT du placenta.

DE LA VERSION CÉPHALIQUE (accouchements).

RÉFLEXIONS pratiques sur la Cataracte, suivies de plusieurs observations d'opération par la méthode de l'abaissement.

RÉFLEXIONS sur le Staphylôme, avec des observations d'opérations suivies de résultats satisfaisants.

Toulouse. Imprimerie de Ph. Montaubin.

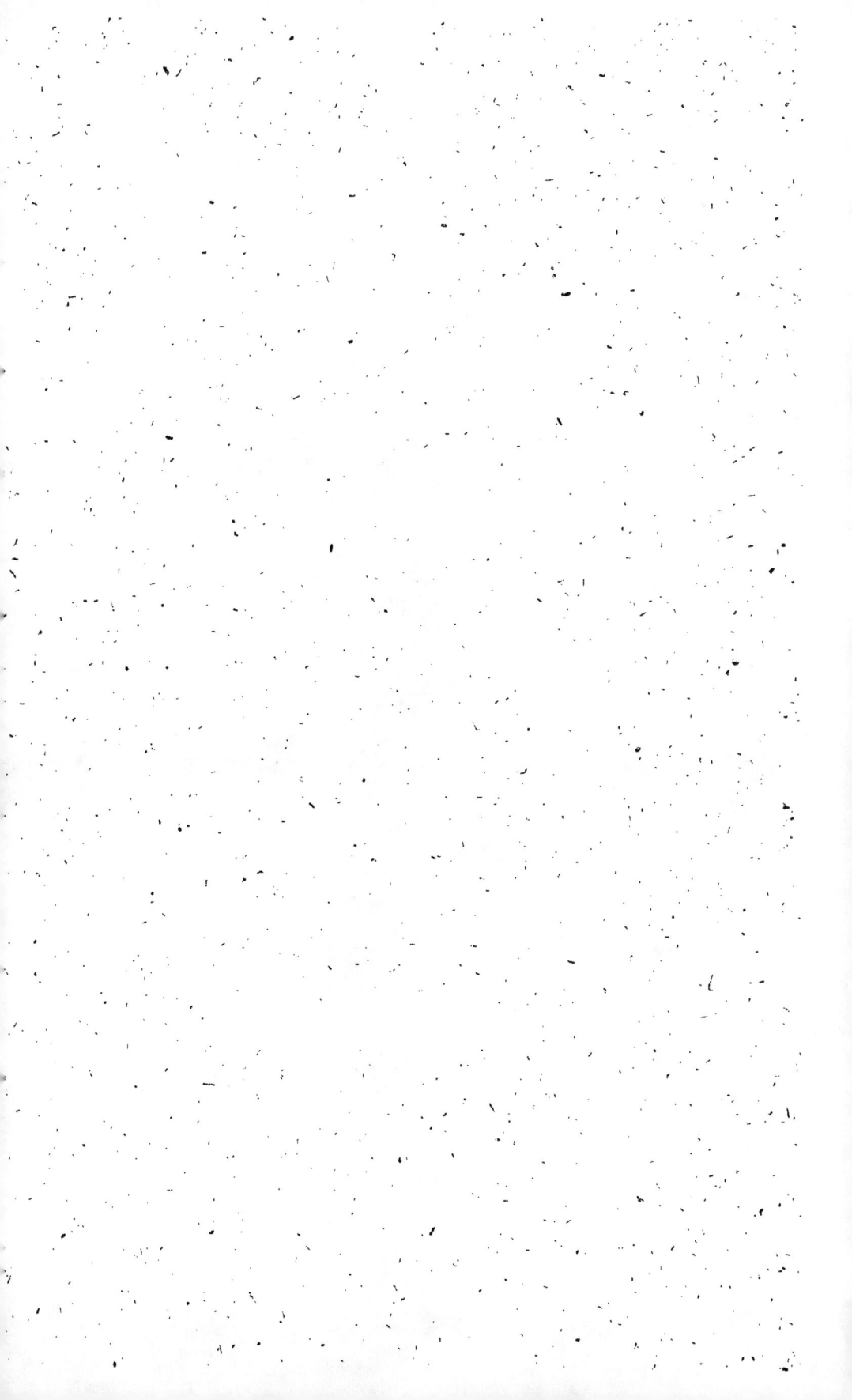

www.ingramcontent.com/pod-product-compliance
Lightning Source LLC
Chambersburg PA
CBHW060521210326
41520CB00015B/4250